LOW CARB FRÜHSTÜCK
66 WUNDERBARE REZEPTE

Larissa Sommer

INHALT

Einleitung

Ich möchte Dir zuerst einmal danken für den Kauf des Buchs: "Low Carb Frühstück – 66 Wunderbare Rezepte"!

Dieses Buch enthält 66 vortreffliche und schmackhafte Low Carb Rezepte, um Dir den perfekten Start in den Tag zu sichern.

Die aktuelle Lage in Hinblick auf Ernährung und Gesundheit ist in Deutschland nahezu erschreckend. Rund 70% der Männer und die Hälfte aller Frauen sind übergewichtig. Die Folgen sind drastisch! Übergewicht spiegelt sich nicht nur im Aussehen wider, sondern kann auch zu niedrigeren Selbstwertgefühl, zu Krankheiten und dem Verlust von einem positiven Lebensgefühl führen. Mehr und mehr Menschen erkranken in Deutschland an Diabetes. Die Blutdruckwerte, verschlimmern sich zunehmend, Herz-Kreislauf-Erkrankungen sind nicht unüblich. Auch Gicht und Arthrose sind mögliche Folgen von Adipositas, die das Leben nach und nach erschweren.

Aufgrund dieser Tatsachen boomt die Diät Industrie und immer wieder neue Möglichkeiten werden angepriesen, um endlich die Traumfigur zu erreichen. Doch im Laufe der Jahre haben sich die wirklich effektiven Methoden zur Gewichtsreduktion herauskristallisiert und tatsächlich bestätigt.

Die wohl schnellste und einfachste Art und Weise zur Gewichtsabnahme ist dabei wohl die Low Carb Ernährung. Anhänger verzichten auf überflüssige Kohlenhydrate aus ungesundem Zucker und konzentrieren sich auf den Verzehr von echten Lebensmitteln, die den Körper vitalisieren. Gesunde Fettquellen und stärkende Proteinmahlzeiten werden zur Energiegewinnung genutzt und bieten deshalb nicht nur Vorteile für die Figur, sondern auch für die allgemeine Fitness.

Es bestätigt sich immer wieder von neuen Testern, dass Low Carb nicht nur der Schlüssel zu einer besseren Figur, sondern auch für ein besseres Leben ist. Anstrengendes und stressiges Kalorienzählen wird überflüssig, der Körper erhält die köstlichen Lebensmittel, die er benötigt und wird mit Allem versorgt für reichlich Energie und Vitalität.

Die folgenden 66 Rezepte sollen Dir eine Möglichkeit geben auch in den Genuss der Vorteile einer Low Carb Ernährung zu kommen. Ob Du diese Rezepte für eine Diät nutzt oder ob Du sie einfach zur Gaumenfreude verwenden willst, ist Dir überlassen. Für jeglichen Zweck wirst Du diese Rezepte nutzen können.

Die Angaben der Nährwerte sind jeweils auf 1 Portion bezogen. Für größere Rezepte, wie Kuchen oder mehrere Kuchen beziehen sich die Angaben auf die gesamte Mahlzeit. Dies wird dann auch so gekennzeichnet. Die angegebenen Nährwerte sind die Kalorien, der Fettgehalt, Kohlenhydratgehalt und Proteingehalt.

Danke nochmal für den Download und Viel Spaß beim Lesen!

WAS IST LOW CARB?

Immer wieder werden neue Methoden gesucht, um in kurzer Zeit und so einfach wie nur möglich die Pfunde zum purzeln zu bringen. Das liegt in der Natur des Menschen: Auf einfachste Art und Weise und am besten schon gestern am Ziel anzukommen. In diesen Fall ist das Ziel die langersehnte Strandfigur, die man bisher nur mit unterdrückten Neid sehen konnte in der Badezeit. Doch jetzt ist Schluss! Du hast Dich wirklich entschlossen Etwas zu tun! Endlich willst Du in den Spiegel blicken voller Stolz und mit erhobenen Kopf! Doch wie willst Du das machen?

In den letzten Jahren wurden unzählige neue Wunderdiäten und Schlankmachkuren angepriesen, doch nur wenige haben sich gehalten. Die wohl beliebteste Art und Weise um Abzunehmen ist wohl die Low Carb Diät.

So ziemlich jeder hat den Begriff Low Carb schon einmal zu hören bekommen, ob auf Arbeit, im Fernsehen oder beim entspannenden Kaffee Kränzchen mit der besten Freundin: Low Carb ist in Allermunde! Wenn es um das Abnehmen geht ist die Low Carb Diät, die wohl bekannteste und zugleich umstrittenste Ernährungsweise, die es gibt.

Doch was heißt es überhaupt sich Low Carb zu ernähren?

Der Begriff „Low Carb" ist ziemlich simpel zu erklären: Low Carb ist die Kurzform für „Low Carbohydrates" aus dem Englischen, was übersetzt „wenige Kohlenhydrate" bedeutet.

Daraus kann man schlussfolgern, dass die Low Carb Ernährung kohlenhydratreduziert funktioniert. Dabei ist es ganz unterschiedlich, wie viele Kohlenhydrate konsumiert werden können. Low Carb ist also nur ein Überbegriff hinter den sich speziellere Ernährungsweisen verstecken, wie die Atkins Diät, Ketogene Ernährung oder No-Carb Diät. Doch all diese Formen haben eins gemeinsam: Man verzichtet auf überflüssige Kohlenhydrate.

Für Low Carb Anfänger ist es anfangs empfehlenswert sich erstmals auszutesten, um zu erfahren mit welcher Methode sie am besten ihre Ziele erreichen.

WIE FUNKTIONIERT LOW CARB?

Durch die kohlenhydratreduzierte Ernährung kommt der Körper in die natürliche Ketose. Dies ist ein Zustand bei dem der Körper seine Energie nur aus Fettzellen bezieht, indem er Ketokörper bildet. Normalerweise verwendet der Körper Energie aus Glukose.

Glukose nehmen wir im Alltag durch Kohlenhydrate auf und diese werden in Glukose später umgewandelt. Glukose wird in einem weiteren Prozess in ATP unsere Hauptenergiewährung verwandelt. Ohne ATP hat der Körper keine Energie. Doch da der Mensch nicht immer Nahrung zu sich geführt bekommt oder weil nicht immer Kohlenhydrate zur Verfügung stehen, gibt es eine andere Art und Weise zur Energiegewinnung: Die Ketose. Fettzellen wandeln sich bei diesem Prozess in ketogene Körper um, welche zu ATP verwandelt werden.

Somit wird ohne Umwege Fett verbrannt und Energie gewonnen. Dieser Zustand kann erreicht werden durch zeitweiliges Fasten oder eine geringe Zufuhr von Kohlenhydraten. Die maximale Kohlenhydratzufuhr ist bei jedem Menschen verschieden, um die Ketose zu aktivieren. Grundsätzlich sollte nicht mehr als 100g Kohlenhydrate zugeführt werden für die Ketose. Je weniger Kohlenhydrate ,desto höher die Wahrscheinlichkeit zur Ketose.

Die Ketose hat den Vorteil, dass Energie länger zur Verfügung steht, als im normalen Energiestoffwechsel. Wenn Kohlenhydrate in Form von Zucker zum Beispiel gegessen werden, gibt es große Blutzuckerspiegelschwankungen. Dadurch bekommt man kurzfristig viel Energie, welche später rapide abfällt. Um dies zu vermeiden kann man die Ketose nutzen! Da dieser besondere Zustand des Körpers im Fasten erreicht werden kann, nennt man ihn auch Hungerstoffwechsel.

Irritierender Weise bedeutet es nicht, dass man Hunger hat während der Ketose. Weitere Vorteile der Ketose sind eine schnellere Fettverbrennung, eine bessere mentale Leistungsfähigkeit (Ketokörper werden im Gehirn sehr gut verstoffwechselt) und eine Vermeidung von Müdigkeit.

33 HERZHAFTE FRÜHSTÜCKSREZEPTE

Steak mit Apfelbohnen-Gemüse

Zutaten (2 Portionen):

- DoseBohnen, weiß
- 1 kleineZwiebel, rot
- 1 ZweigRosmarin
- 1 kleinerApfel, säuerlich
- 2Hüftsteaks
- ELOlivenöl, nativ extra
- Salz, Pfeffer
- ELWeißwein, trocken

Zubereitung:

1. Bohnen in einem Sieb abgießen, kalt abspülen und gut abtropfen lassen. Zwiebel schälen und in dünne Spalten schneiden. Rosmarin waschen, trocken schütteln und die Nadeln vom Stiel zupfen. Apfel waschen, vierteln, entkernen und in Stücke schneiden.

2. Steaks kalt abspülen und trocken tupfen. Öl in einer Pfanne erhitzen. Steaks darin von beiden Seiten je nach gewünschtem Gargrad 3–5 Minuten braten. Dabei mit Salz und Pfeffer würzen. Steaks aus der Pfanne nehmen, in Alufolie wickeln und beiseite stellen.

3. Bohnen, Zwiebelspalten, Rosmarin und Apfelstücke im Steakbratfett ca. 3 Minuten braten. Wein und evtl. etwas Wasser angießen, kurz aufkochen lassen. Gemüse mit Salz und Pfeffer würzen. Auf zwei Tellern verteilen. Steaks mit ausgetretenem Saft darauf anrichten. Dazu schmeckt Baguette.

Durchschnittliche Nährwerte :

Kcal/Portion: 460

Fett: 24 g

Kohlenhydrate: 10 g

Eiweiß: 45 g

Pangasius mit Feta

Zutaten (4 Portionen):

- 480 g Pangasiusfilet
- 2 EL Olivenöl, kalt gepresst
- Pfeffer
- 2 Knoblauchzehen
- 200 g Tomaten
- EL Petersilie
- 100 g Feta
- 4 Zweige Thymian
- EL Zitronensaft
- Salz

Zubereitung:

1. Die 4 Fischfilets jeweils quer halbieren.

2. Fischfilets mit etwas Öl in Grillschalen oder eine Pfanne geben und pfeffern.

3. Knoblauch schälen und fein hacken und auf den Filets verteilen.

4. Tomaten waschen, Stielansatz entfernen, in Scheiben schneiden, diese dann quer halbieren. Auf jedes Fischfilet legen, salzen, pfeffern und mit gehackter Petersilie bestreuen.

5. Feta über die Tomaten bröckeln und mit je einem Zweig Thymian belegen und mit dem restlichen Öl beträufeln.

6. Die Alufolie wie Päckchen zusammenfalten auf ein Backblech legen und im vorgeheizten Backofen bei 175 Grad Ober-/Unterhitze (Umluft 150 Grad) ca. 15 Minuten garen.

7. Herausnehmen, den Inhalt der Päckchen auf Tellern anrichten, salzen und mit Zitronensaft beträufeln.

Durchschnittliche Nährwerte :

Kcal/Portion: 244

Fett: 16 g

Kohlenhydrate: 2 g

Eiweiß: 23 g

Steak mit Apfelbohnen-Gemüse

Zutaten (4 Portionen):

Für die Bällchen:
- 10 g Pinienkerne
- 50 g Zwiebeln
- Knoblauchzehe
- 100 g Paprika, gelb
- Chilischote
- 250 g Hackfleisch, gemischt
- EL Petersilie
- Salz
- Pfeffer

Für die Tomatensalsa:
- 400 g Tomaten
- 40 g Frühlingszwiebeln
- Chilischote
- Knoblauchzehen
- Zitrone, unbehandelt
- EL Olivenöl, kalt gepresst
- Salz
- Pfeffer
- 1 Prise Zucker

Zubereitung:

1. Pinienkerne in einer beschichteten Pfanne ohne Zugabe von Fett golden rösten. Herausnehmen, abkühlen lassen, dann fein hacken.

2. Zwiebeln und Knoblauch schälen und beides fein hacken. Paprikaschote und Chili längs halbieren, Stielansätze, Samen und Scheidewände entfernen, Paprikaschote in kleine Würfel schneiden. Chilischote fein hacken. Hackfleisch in eine Schüssel geben. Pinienkerne, Zwiebeln, Knoblauch, Paprika, Chili, Petersilie, Salz und Pfeffer zugeben. Alles zu einem Teig verarbeiten. Aus dem Fleischteig 12 Bällchen formen.

3. Für die Salsa die Tomaten waschen, vierteln, Stielansätze und Samen entfernen, Fruchtfleisch in kleine Würfel schneiden. Frühlingszwiebeln putzen und in feine Ringe schneiden. Chilischote längs halbieren, Stielansatz, Samen und Scheidewände entfernen, das Fruchtfleisch fein hacken. Knoblauch schälen und fein hacken. Zitrone heiß waschen, trocken reiben und die Schale mit einer feinen Reibe abreiben. Zitrone

halbieren, Saft auspressen. Tomatenwürfel, Frühlingszwiebeln, Chili, Knoblauch, Zitronenabrieb, Zitronensaft, Olivenöl und die Gewürze in eine Schüssel geben, mischen und durchziehen lassen.

4. Das Öl in einer beschichteten Pfanne erhitzen und die Bällchen darin von allen Seiten etwa 10 Minuten braten.

5. Die Paprika-Bällchen mit der Tomatensalsa anrichten.

Durchschnittliche Nährwerte :

Kcal/Portion: 339

Fett: 28 g

Kohlenhydrate: 8 g

Eiweiß: 14 g

Hähnchenspieße mit Mandeldip

Zutaten (4 Portionen):

- ½ Bio-Zitrone
- Knoblauchzehe
- 3 TL Kräuter der Provence
- TL Dijon-Senf
- TL Zucker
- 6 EL Olivenöl
- Salz
- Pfeffer
- 400 g Hähnchenfilet
- 80 g gemahlene Mandeln mit Haut
- EL Ahornsirup
- 1 EL Apfelessig
- 1 Zucchini
- Grillspieße

Zubereitung:

1. Zitronenschale abreiben. Saft auspressen. Knoblauch durch eine Knoblauchpresse drücken. Zitronenschale- und Saft, Kräuter, Senf, Knoblauch, Zucker und 3 EL Olivenöl verrühren. Mit Salz und Pfeffer abschmecken. Fleisch waschen und in Würfel schneiden. In der Marinade wenden. Ca. 1 Stunde ziehen lassen.

2. Mandeln ohne Fett in einer Pfanne rösten. Mandeln, 150 ml Wasser, Ahornsirup, Essig und 3 EL Öl verrühren. Mit Salz und Pfeffer abschmecken.

3. Zucchini waschen, putzen und in mit einer Aufschnittmaschine (ersatzweise einem Hobel oder scharfen langen Messer) der Länge nach in 1 - 2 mm dünne Scheiben schneiden. Scheiben aufrollen.

4. Fleischwürfel und Zucchiniröllchen abwechselnd auf Grillspieße stecken. Auf dem heißen Grill oder in einer Grillpfanne unter Wenden ca. 8 Minuten grillen. Servieren, Mandeldip extra dazu reichen

Durchschnittliche Nährwerte :

Kcal/Portion: 270

Fett: 20 g

Kohlenhydrate: 7 g

Eiweiß: 21 g

Goji-Karottensuppe

Zutaten:

- 200ml Karottensaft
- 50g Premium Gojibeeren
- 2 Zwiebeln
- 1 Chilischote
- 50g getrocknete Apfelscheiben
- 450g Karotten
- 700ml Gemüsebrühe
- 100ml Kokosmilch
- Prise Salz, Pfeffer

Zubereitung:

1. Den Karottensaft und die Gojibeeren verrühren und ca. 30 Minuten einweichen lassen.
2. Die Zwiebeln und die Chilischoten kleinhacken und ca. 3 Minuten in einer Pfanne glasig dünsten.
3. Die Karotten in feine Scheiben schneiden.
4. Apfelscheiben, Karotten und Gemüsebrühe hinzufügen und alles zusammen für 20-30 Minuten köcheln lassen.
5. Die Mischung zusammen mit der Kokosmilch pürieren bis alles sämig ist. Dann den Karottensaft mit den Gojibeeren hinzufügen und mit Salz und Pfeffer abschmecken. Guten Appetit.

Durchschnittliche Nährwerte:

Kcal/Portion: 188

Fett: 6,1 g

Kohlenhydrate: 18,8 g

Eiweiß: 4,3 g

Fish and Chips

Zutaten (2 Portionen):

- 700 g Knollensellerie
- 6 El Öl
- Tl rosenscharfes Paprikapulver
- Salz, Pfeffer
- 1 Ei,
- 40 g Mandeln (gemahlen)
- Kabeljaufilets (à 140 g)
- 1 El Schnittlauch (fein geschnitten)
- El Salatmayonnaise

Zubereitung:

1. Ofen auf 180 Grad (Umluft 160 Grad) vorheizen. 700 g Knollensellerie schälen und in 1 cm dicke Scheiben schneiden. Scheiben in 1 cm dicke Stifte schneiden. Je nach Größe quer halbieren. Sellerie in kochendem Salzwasser 4 Min. vorgaren. Abgießen und abtropfen lassen.
2. 2 El Öl, 1 Tl rosenscharfes Paprikapulver, Salz und Pfeffer in einer großen Schüssel mischen und den Sellerie darin wenden. Auf ein mit Backpapier ausgelegtes Backblech geben und im unteren Ofendrittel 15 Min. backen.
3. 1 Ei (Kl. M) verquirlen und in eine Schale geben. 40 g gemahlene Mandeln in eine zweite Schale geben und mit Salz und Pfeffer würzen. 2 Kabeljaufilets (à 140 g) trocken tupfen, erst im Ei, dann in den Mandeln wenden.
4. 4 El Öl in einer Pfanne erhitzen, den Fisch darin von jeder Seite goldbraun anbraten. Den Fisch zu den Sellerie-Pommes geben und die letzten 5 Min. mitgaren.
5. 1 El fein geschnittenen Schnittlauch mit 3 El Salatmayonnaise glatt rühren. Mit Salz und Pfeffer abschmecken.
6. Sellerie-Pommes mit paniertem Fisch und Schnittlauch-Dip servieren.

Durchschnittliche Nährwerte:

Kcal/Portion: 745

Fett: 59 g

Kohlenhydrate: 9 g

Eiweiß: 37 g

Jägertopf

Zutaten (3 Portionen):

- 10 g getrocknete Mischpilze
- 2 Tomaten
- 250 g Weißkohl
- 3 Zwiebeln
- 300 g Champignons
- 100 g Kräuterseitlinge
- 5 El Öl
- Salz
- Pfeffer
- Zucker
- 500 ml Gemüsebrühe
- 4 Stiele Majoran
- 2 Lorbeerblätter

Zubereitung:

1. Getrocknete Pilze grob zerbröseln, in 100 ml heißem Wasser einweichen. Von den Tomaten den Stielansatz entfernen. Tomaten in einer hitzebeständigen Schüssel mit kochendem Wasser übergießen. Nach 1 Min. abgießen, abschrecken und häuten. Tomaten vierteln, entkernen und das Fruchtfleisch klein würfeln. Weißkohl putzen und in ca. 2,5 cm große Stücke schneiden. Zwiebeln halbieren und in Streifen schneiden.
2. Den Ofen auf 200 Grad (Umluft 180 Grad) vorheizen. Frische Pilze putzen, je nach Größe halbieren. In einem heißen Topf mit 3 El Öl rundum hellbraun anbraten, salzen. Aus dem Topf nehmen. Kohl und Zwiebeln mit 2 El Öl 5 Min. andünsten. Mit Salz, Pfeffer und 1 Prise Zucker würzen. Brühe, eingeweichte Pilze und den Einweichsud zugeben, aufkochen.
3. Majoranblättchen abstreifen und mit dem Lorbeer in den Eintopf geben. Frische Pilze und Tomatenwürfel untermischen. Im heißen Ofen auf einem Rost im unteren Ofendrittel zugedeckt 30 Min. fertig garen. Mit Salz und Pfeffer abschmecken.

Durchschnittliche Nährwerte:

Kcal/Portion: 243

Fett: 9 g

Kohlenhydrate: 9 g

Eiweiß: 8 g

Rumpsteak mit Gemüsesalat

Zutaten (2 Portionen):

- 2 Rumpsteaks,
- (à 200 g)
- kleiner Broccoli
- 200 g grüne Bohnen
- 1 rote Zwiebel
- 5 Stiele Kerbel
- 60 g getrocknete Tomaten,
- (in Öl)
- El Weißweinessig
- Salz, Pfeffer
- 1 Prise Zucker
- 7 El Öl
- Zweige Rosmarin

Zubereitung:

1. 2 Rumpsteaks (à 200 g) aus dem Kühlschrank nehmen. Einen Topf voll Wasser zum Kochen bringen. 1 kleinen Broccoli putzen und in Röschen schneiden. Stiel schälen und würfeln. 200 g grüne Bohnen putzen. Kochendes Wasser salzen. Bohnen darin 2 Min. garen. Broccoli zugeben und 6 Min. weitergaren. 2
2. 1 rote Zwiebel halbieren und in dünne Streifen schneiden. Blättchen von 5 Stielen Kerbel fein hacken. 60 g getrocknete Tomaten (in Öl) in Streifen schneiden. 3 El Weißweinessig, 4 El Wasser, Salz, Pfeffer, 1 Prise Zucker und 4 El Öl in einer großen Schüssel verrühren. Zwiebeln, Kerbel und Tomaten zugeben. Gemüse abgießen, kurz abschrecken und abtropfen lassen. Unter die Vinaigrette mischen.
3. Ofen auf 180 Grad vorheizen (Umluft nicht empfehlenswert). 3 El Öl in einer Pfanne erhitzen. Steaks von beiden Seiten salzen und auf jeder Seite ca. 30 Sek. hellbraun braten. 2 Zweige Rosmarin mitbraten. Steaks pfeffern und auf einem Stück Alufolie im heißen Ofen auf dem Rost auf der mittleren Schiene 8-10 Min. fertig garen. In Folie gewickelt 3 Min. ruhen lassen. Mit dem Salat servieren.

Durchschnittliche Nährwerte:

Kcal/Portion: 695

Fett: 46 g

Kohlenhydrate: 13 g

Eiweiß: 52 g

Kokossuppe

Zutaten (4 Portionen):

- 500 g Kirschtomaten
- Salz
- 3 Schalotten
- 2 rote Chilischoten
- 3 Knoblauchzehen
- 8 Garnelen mit Schale,
- (à ca. 40 g)
- 3 Stangen Zitronengras
- 20 g Galgant,
- (ersatzweise Ingwer)
- 3 El Sonnenblumenöl
- brauner Zucker
- 10 Kaffirlimettenblätter
- 1/2 Tl Kurkuma
- 400 ml Kokosmilch
- 3 El Fischsauce,
- (Asia-Laden)
- 1/2 Bund Koriandergrün
- 8 Stiele Thai-Basilikum,
- (ersatzweise Basilikum)
- Pfeffer
- Saft von 1 Limette

Zubereitung:

1. Tomaten am Stielansatz einritzen und 1 Minute in kochendem Salzwasser blanchieren, abschrecken und die Haut abziehen.
2. Schalotten würfeln, Chili und Knoblauch fein hacken. Garnelen bis zum Schwanz schälen, Garnelenschalen beiseite stellen. Garnelen am Rücken mit einem scharfen Messer längs einschneiden und den Darm (schwarzer Faden) entfernen. Zitronengras waschen, putzen und mit dem Messerrücken anklopfen, Galgant schälen und in Scheiben schneiden.
3. Öl in einem Topf erhitzen, Garnelenschalen bei mittlerer Hitze 2-3 Minuten anbraten, Schalen herausnehmen. Schalotten, Knoblauch, Galgant und Zitronengras in dem Öl 1-2 Minuten dünsten, Tomaten zugeben und weitere 5 Minuten dünsten. 1-2 Tl Zucker, Chili, Kaffirblätter und Kurkuma zugeben und mitdünsten. Mit Kokosmilch und 600 ml Wasser auffüllen und Fischsauce zugeben. Bei mittlerer Hitze 30 Minuten kochen.

4. Inzwischen Koriandergrün mit den zarten Stielen grob hacken, Basilikumblätter abzupfen und grob schneiden.
5. Garnelen zur Suppe geben und weitere 8-10 Minuten kochen. mit Salz, Pfeffer, Zucker und Limettensaft abschmecken und mit den Kräutern bestreuen.

Durchschnittliche Nährwerte:

Kcal/Portion: 349

Fett: 26 g

Kohlenhydrate: 10 g

Eiweiß: 16 g

Cevapcici mit Ajvar

Zutaten (2 Portionen):

- Knoblauchzeh
- 1 Zwiebel
- El Öl
- El mildes Ajvar,
- (Paprikamus, Glas)
- 1/4 Tl scharfes Paprikapulver
- 1 Tl edelsüßes Paprikapulver
- 250 g Rinderhack
- Salz
- Pfeffer

Zubereitung:

1. 1 Knoblauchzehe fein hacken, 1 Zwiebel fein würfeln, beides in 1 El heißem Olivenöl andünsten, 2 El mildes Ajvar (Paprikamus, Glas), 1/4 Tl scharfes Paprikapulver und 1 Tl edelsüßes Paprikapulver zugeben und kurz mitrösten. Mischung in eine Schüssel füllen und abkühlen lassen.
2. 250 g Rinderhack, abgekühlte Zwiebelmischung, etwas Salz und Pfeffer gut verkneten. Masse evtl. nachwürzen. Dann mit leicht geölten Händen zu 8 Rollen von 8 cm Länge formen. Auf 8 Schaschlikspieße stecken. In 2 El heißem Olivenöl in einer beschichteten Pfanne rundherum 8-10 Min. bei mittlerer Hitze braun anbraten. Mit dem Bratöl servieren.

Durchschnittliche Nährwerte:

Kcal/Portion: 415

Fett: 33 g

Kohlenhydrate: 3 g

Eiweiß: 26 g

Puten Saltimbocca mit Brokkoli

Zutaten (2 Portionen):

- 4 dünne Putenschnitzel,
- (à 40g)
- 2 Scheiben Serrano-Schinken
- Salz
- Pfeffer
- 4 Salbeiblätter
  - Knoblauchzehe
- 20 g ital. Hartkäse,
- (z. B. Grana Padano)
- 200 ml Milch
- 1 Spritzer Zitronensaft
- 400 g Broccoli
- 1 1/2 El Olivenöl
- 1 Tl heller Saucenbinder
- Muskatnuss

Zubereitung:

1. Schnitzel nebeneinander in einen Gefrierbeutel legen und mit einem Topfboden flach klopfen. Schinkenscheiben quer halbieren. Schnitzel mit wenig Salz und Pfeffer würzen. Mit je 1 Scheibe Schinken und 1 Salbeiblatt belegen und mit Zahnstochern feststecken.
2. Knoblauchzehe andrücken. Käse fein reiben. Milch mit Knoblauch aufkochen, bei milder Hitze 5 Min. kochen. Knoblauch entfernen. Käse in die Sauce rühren. Sauce mit Salz, Pfeffer und Zitronensaft würzen.
3. Broccoli putzen und in Röschen teilen. Broccolistrunk schälen, längs halbieren und in Scheiben schneiden. 1/2 El Öl in einem weiten Topf erhitzen. Broccoli darin bei mittlerer Hitze 2 Min. dünsten, salzen. 100 ml Wasser zugießen, aufkochen und zugedeckt 5 Min. garen.
4. Inzwischen 1 El Öl in einer beschichteten Pfanne erhitzen. Schnitzel darin bei mittlerer bis starker Hitze auf jeder Seite 3 Min. braten. Käsesauce aufkochen. Saucenbinder mit einem Schneebesen einrühren und kurz aufkochen. Sauce mit dem Schneidstab pürieren, sodass sie etwas schäumt. Broccoli mit Pfeffer und frisch geriebener Muskatnuss würzen. Mit Schnitzeln und Käsesauce servieren.

Durchschnittliche Nährwerte:

Kcal/Portion: 350

Fett: 16 g

Kohlenhydrate: 10 g

Eiweiß: 34 g

Kotelett mit gebackenem Kürbis

Zutaten (2 Portionen):

- El Fenchelsaat
- 800 g Butternusskürbis
- Salz, Pfeffer
- 4 El Öl
- 1/2 Bund Schnittlauch
- 100 g Feta
- 300 g Vollmilchjoghurt
- gepökelte Schweinekoteletts ,
- (à ca. 220 g)

Zubereitung:

1. Den Ofen auf 220 Grad vorheizen (Umluft nicht empfehlenswert). Fenchelsaat im Mörser fein zerstoßen. Kürbis schälen, Kerne mit einem Löffel entfernen. Kürbisfleisch ca. 3 cm groß würfeln. In einer Schüssel mit Fenchelsaat, Salz, Pfeffer und 2 El Öl mischen. Auf ein mit Backpapier ausgelegtes Blech geben und im heißen Ofen auf der mittleren Schiene 25 Min. weich backen.
2. Inzwischen Schnittlauch in Röllchen schneiden. Feta grob zerbröseln und mit dem Joghurt verrühren. Mit Schnittlauch bestreuen.
3. 2 El Öl in einer beschichteten Pfanne erhitzen. Koteletts darin von beiden Seiten je ca. 2 Min. hellbraun anbraten. Zum Kürbis auf das Blech geben und in den letzten 10 Min. mit dem Kürbis fertig garen.
4. Fleisch pfeffern, mit Kürbis und Feta-Joghurt anrichten

Durchschnittliche Nährwerte:

Kcal/Portion: 744

Fett: 46 g

Kohlenhydrate: 22 g

Eiweiß: 54 g

Käsesuppe

Zutaten (2 Portionen):

- 3 Frühlingszwiebeln
- 150 g kleine Champignons
- 30 g getrocknete Tomaten (ohne Öl)
- 3 El Öl
  - Knoblauchzehe
- 100 ml Weißwein
- 400 ml Gemüsebrühe
- 100 g italienischer Hartkäse (z. B. Grana padano)
- Salz
- Pfeffer
- 100 ml Schlagsahne

Zubereitung:

1. Frühlingszwiebeln putzen und waschen. Hellgrünes in feine Ringe schneiden, Weißes würfeln. Champignons putzen und halbieren oder vierteln. Tomaten quer in feine Streifen schneiden.
2. El Öl in einem Topf erhitzen, Zwiebelwürfel darin glasig braten. Knoblauch dazu pressen. Wein zugeben und bei starker Hitze 2 Min. kochen lassen. Brühe zugeben, zugedecktaufkochen und bei milder Hitze 5 Min. kochen lassen.
3. Käse fein reiben und unter Rühren in der Suppe auflösen. Suppe warm halten. Pilze in 2 El heißem Öl 3 Min. unter Rühren braten. Zwiebelringe und Tomaten untermischen und 2 Min. mitbraten. Mit Salz und Pfeffer würzen.
4. Sahne zur Suppe geben und mit einem Schneidstab schaumig pürieren. Salzen, pfeffern und mit den Pilzen anrichten.

Durchschnittliche Nährwerte:

Kcal/Portion: 564

Fett: 49 g

Kohlenhydrate: 7 g

Eiweiß: 20 g

Kasseler auf Cidre-Sauerkraut

Zutaten (4 Portionen):

- Beutel Sauerkraut (810 g Füllmenge)
- säuerlicher Apfel
- Lorbeerblätter
- Salz, Pfeffer
- 1,2 kg Kasselernacken (ohne Knochen)
- 200 ml trockener Cidre,

Zubereitung:

1. Das Kraut aus 1 Frischebeutel Sauerkraut (810 g Füllmenge) in einem Sieb kräftig ausdrücken. 1 säuerlichen Apfel ungeschält vierteln und das Kerngehäuse entfernen. Viertel der Länge nach halbieren, quer in 1 cm dicke Stücke schneiden. Äpfel und 3 Lorbeerblätter unter das Kraut mischen, leicht mit Salz und Pfeffer würzen. Ofen auf 200 Grad (Umluft 180 Grad) vorheizen.
2. Stück Bratschlauch (Länge 70 cm) nach Packungsanweisung vorbereiten und das Kraut darin verteilen. 1,2 kg Kasseler Nacken (ohne Knochen) auf das Kraut setzen. 200 ml trockenen Cidre („Cidre brut") zugießen, den Bratschlauch nach Packungsanweisung verschließen, einschneiden und auf ein Blech legen.
3. Im heißen Ofen im unteren Ofendrittel   45 Min. schmoren. Kasseler aus dem Bratschlauch nehmen (Vorsicht: heißer Dampf!) und in Scheiben geschnitten auf dem Cidre-Kraut anrichten. Dazu passt Senf.

Durchschnittliche Nährwerte:

Kcal/Portion: 588

Fett: 34 g

Kohlenhydrate: 11 g

Eiweiß: 52 g

Zitronen-Schnitzel mit jaoanischem Omelette

Zutaten (4 Portionen):

- 4 Schweinemedaillons,
- (à 40 g, aus dem Filet)
- Bio-Zitronen
- Eier ,
- (Kl. M)
- Tl Mirin,
- (japanischer Reiswein; Asia-Laden)
- 1/2 Tl Sojasauce
- Tl Sonnenblumenöl
- 1 Beet Shiso-Kresse
- 1 El Olivenöl
- Salz, Pfeffer
- 10 g Butter

Zubereitung:

1. Schweinemedaillons nur ganz leicht plattieren. Saft von 1 Zitrone auspressen und das Fleisch darin 20 Minuten marinieren. restliche Zitronen heiß abspülen und in 16 dünne Scheiben schneiden.
2. Eier in einer Schüssel mit Mirin und Sojasauce verrühren (aber nicht schaumig schlagen!). 1 Tl Sonnenblumenöl in einer beschichteten Pfanne (ca. 21 cm Ø) erhitzen. Wenig Eimasse in die Pfanne gießen, sodass der Boden gerade bedeckt ist. Eimasse bei milder Hitze stocken lassen. Omelette in der Pfanne vorsichtig aufrollen und an den Pfannenrand schieben. 1 Tl Öl in die Pfanne geben, erneut etwas Eimasse in die Pfanne gießen (das gerollte Omelette bleibt darin liegen) und langsam stocken lassen. Sobald dieses 2. Omelette gestockt ist, mit der bereits geformten Omelette-Rolle aufrollen. Mit dem restlichen Öl und der Eimasse ebenso verfahren, sodass ein dickes gerolltes Schicht-Omelette entsteht. Omelette im Backofen bei 60 Grad warm halten (Gas 1, Umluft nicht empfehlenswert).
3. Kresse vom Beet schneiden. Olivenöl in einer beschichteten Pfanne erhitzen. Schnitzel darin bei mittlerer bis starker Hitze auf jeder Seite 2 Minuten braten, mit Salz und Pfeffer würzen. Zitronenscheiben und Butter in die Pfanne geben und mit dem Fleisch 1 weitere Minute braten. Fleisch aus der Pfanne nehmen und auf einen flachen Teller legen. Zitronenscheiben weiterbraten, bis sie gebräunt sind. Omelette aus dem Backofen nehmen und in 8 Scheiben schneiden. Schnitzel mit Zitronenscheiben belegen, mit dem Omelette und der Shiso-Kresse anrichten.

Durchschnittliche Nährwerte:

Kcal/Portion: 142

Fett: 9 g

Kohlenhydrate: 1 g

Eiweiß: 12 g

Schweinefilet mit Ananas-Gurken-Salsa

Zutaten (4 Portionen):

- 600 g Schweinefilet
- EL Öl
- 4 EL Teriyakisoße
- Salz, Pfeffer
- 1/2 Ananas (oder 5 geschälte Ringe)
- Salatgurke
- rote Chilischote
- Stiel(e) Minze
- 2-3 EL Orangensaft
- Alufolie

Zubereitung:

- Fleisch trocken tupfen. Öl in einer Pfanne erhitzen. Fleisch darin rundherum kräftig anbraten. Bei mittlerer Hitze 12–15 Minuten weiterbraten. Teriyakisoße zugeben, Fleisch darin wenden. Mit Salz und Pfeffer würzen.2.
- In Alufolie ca. 5 Minuten ruhen lassen.3.
- Für die Salsa Ananas schälen, Strunk herausschneiden. Ananas sehr klein würfeln. Gurke waschen, längs halbieren, entkernen und ebenso klein würfeln. Chili putzen, längs einschneiden, entkernen, waschen und fein hacken.
- Minze waschen, trocken schütteln, hacken. Salsazutaten und Orangensaft mischen, mit Salz würzen. Fleisch aufschneiden, mit Salsa anrichten. Dazu: Blattsalat.

Durchschnittliche Nährwerte:

Kcal/Portion: 250

Fett: 6 g

Kohlenhydrate: 12 g

Eiweiß: 35 g

Blumekohlpizza mit Tomate und Mozzarella

Zutaten (4 Portionen):

- Zwiebel
- 2 Knoblauchzehen
- 2 EL Olivenöl
- Dose (425 ml) stückige Tomaten
- Salz, Pfeffer, Zucker
- 1 TL getrockneter Oregano
- 1 (ca. 1 kg) Blumenkohl
- 300 g Tomaten
- 2 Lauchzwiebeln
- 250 g Mozzarella
- 200 g Gouda (Stück)
- 1/2 Töpfchen Basilikum
- Backpapier

Zubereitung:

1. Für die Tomatensoße Zwiebel und Knoblauch schälen und fein würfeln. Öl in einem Topf erhitzen. Zwiebel und Knoblauch darin ca. 5 Minuten andünsten. Stückige Tomaten zugeben, aufkochen und unter Rühren ca. 5 Minuten köcheln.
2. Mit Salz, Pfeffer, 1 Prise Zucker und Oregano kräftig abschmecken.
3. Blumenkohl putzen, in großen Röschen vom Strunk schneiden und waschen. In kochendem Salzwasser ca. 4 Minuten blanchieren. In ein Sieb gießen, kalt abschrecken. Tomaten waschen, in Scheiben schneiden.
4. Lauchzwiebeln putzen, waschen und in feine Ringe schneiden. Mozzarella in Scheiben schneiden.
5. Ofen vorheizen (E-Herd: 225 °C/Umluft: 200 °C/Gas: s. Hersteller). Für die Pizzaböden Gouda grob reiben. Blumenkohl grob raspeln. Gouda und Kohl mischen. Zwei Bleche mit Backpapier auslegen. Blumenkohlmasse halbieren, auf den Blechen zu je einem runden Pizzaboden (à ca. 30 cm Ø) formen.
6. Nacheinander im heißen Backofen ca. 10 Minuten vorbacken.
7. Auf dem ersten Boden Hälfte Tomatensoße, Tomaten, Lauchzwiebeln und Mozzarella verteilen. Im heißen Ofen ca. 12 Minuten zu Ende backen. Inzwischen zweiten Boden ebenso belegen, zu Ende backen.
8. Basilikum waschen, trocken schütteln, Blättchen abzupfen und grob hacken. Fertige Blumenkohlpizzas mit Basilikum bestreut servieren.

Durchschnittliche Nährwerte:

Kcal/Portion: 460

Fett: 31 g

Kohlenhydrate: 10 g

Eiweiß: 31 g

Rinder-Kokos-Curry

Zutaten (4 Portionen):

- 800 g Rindfleisch (aus der Keule)
- 3 Knoblauchzehen
- Stück(e) (ca. 30 g) Ingwer
  - rote Paprikaschoten
- 3 EL Öl
- Salz, getrocknete Chiliflocken, Kreuzkümmel, Zimt, Pfeffer
- Dose(n) (400 ml) Kokosmilch
- 8–10 EL Sojasoße
- kleines Bund Lauchzwiebeln
- 6 Stiel(e) Koriander
- 2 EL gesalzene Erdnüsse

Zubereitung:

1. Fleisch trocken tupfen und in Stücke schneiden. Knoblauch schälen und fein hacken. Ingwer schälen und fein reiben. -Paprika putzen, waschen und in Würfel schneiden.

2. Öl in einem Schmortopf erhitzen. Das Fleisch darin portionsweise rundherum kräftig braun anbraten. Mit Salz würzen und herausnehmen. Knoblauch, Ingwer, 1/4 TL Chiliflocken und je 1/2 TL Kreuzkümmel und Zimt im Bratfett anrösten, bis es duftet.

3. Paprika kurz mitbraten. Mit Kokosmilch, 1/4 l Wasser und Sojasoße ablöschen und aufkochen. Zugedeckt ca. 1 1/2 Stunden schmoren.

4. Lauchzwiebeln putzen, waschen, in Ringe schneiden und ca. 10 Minuten vor Ende der Garzeit zugeben.

5. Koriander waschen, trocken schütteln, Blättchen abzupfen. Erdnüsse grob hacken. Curry mit Salz und Pfeffer abschmecken. Mit Koriander und Erdnüssen bestreuen

Durchschnittliche Nährwerte:

Kcal/Portion: 480

Fett: 27 g

Kohlenhydrate: 10 g

Eiweiß: 45 g

Büffelmozzarella-Tomaten Salat

Zutaten (1 Portionen):

- 125 g – Büffelmozzarella
- ca. 120 g – Cherrytomaten
- EL – Balsamico Creme
- EL – Olivenöl
- EL Zitronensaft
- Salz und Pfeffer
- 5-6 Basilikumblätter

Zubereitung:

1. Tomaten waschen und halbieren. Den Mozzarella kleinschneiden. Beides in eine Schüssel geben. Die Balsamico Creme, Olivenöl und Zitronensaft darüberträufeln und alles sehr gut vermischen. Dann mit Salz und Pfeffer abschmecken.

2. Basilikumblätter abzupfen und mit der Hand kleinrupfen oder mit einem Messer kleinhacken. Unter den Salat mischen. Fertig ist dein köstlicher Tomaten-Mozzarella Salat.

3. Als kleine Anmerkung: Achte auf die Nährwerte und Inhaltsstoffe der Balsamico Creme, da diese viel Zucker enthalten können, Farbstoffe, usw. Ich greife gerne auf Bio Balsamico zurück, der nicht ganz billig ist, der aber keine zehn Zeilen lange Zutatenliste aufweist. Falls du keine Balsamico Creme hast, kannst du natürlich auch normalen Balsamico Essig verwenden! Wenn du deinem Salat noch eine grüne Komponente, abgesehen vom Basilikum, zugeben willst, dann mische einfach noch eine Hand Rucola dazu, passt natürlich super.

Durchschnittliche Nährwerte:

Kcal/Portion: 645

Fett: 52 g

Kohlenhydrate: 9,7 g

Eiweiß: 31 g

Roastbeef mit Avocados und Römersalat

Zutaten (4 Portionen):

- Avocado
- 200 g Tomaten
- 1/2 Salatgurke
- 2 rote Zwiebeln
- Knoblauchzehe
- 1 Stiel Petersilie
- Saft von 1 Limette
- 2 EL Olivenöl, Salz
- Pfeffer
- 4 Rumpsteaks (à ca. 180 g)
- 2 EL Sonnenblumenöl
- 100 g Römersalat
- grober Pfeffer zum Bestreuen
- evtl. Limettenspalten zum Garnieren

Zubereitung:

1. Avocado halbieren, Stein herauslösen, Schale abziehen. Fruchtfleisch in kleine Würfel schneiden. Tomaten waschen, putzen, vierteln und Kerngehäuse entfernen. Fruchtfleisch in Würfel schneiden. Gurke waschen, schälen und würfeln. Zwiebeln schälen und fein würfeln. Avocado, Tomate, Gurke und Zwiebeln miteinander vermengen.

2. Knoblauch schälen und fein hacken. Petersilie waschen, trocken tupfen und klein schneiden. Knoblauch, Petersilie und Limettensaft verrühren, Olivenöl darunterschlagen, mit Salz und Pfeffer würzen. Mit der Avocadomischung vermengen.

3. Fleisch trocken tupfen. Öl in einer Pfanne erhitzen, Fleisch darin von jeder Seiten ca. 6 Minuten braten, mit Salz und Pfeffer würzen. Salat waschen, trocken schütteln und Blätter zerzupfen. Salat auf eine Platte verteilen. Fleisch in dünne Scheiben schneiden, darauf anrichten, etwas Avocadosalsa darübergeben. Mit grobem Pfeffer bestreuen. Eventuell mit Limettenspalten garnieren. Restliche Avocadosalsa dazureichen

Durchschnittliche Nährwerte:

Kcal/100g: 440

Fett: 28 g

Kohlenhydrate: 5 g

Eiweiß: 41 g

Pommes aus Steckrüben und Möhren

Zutaten (4 Portionen):

- 1 Zwiebel
- 3 EL Sonnenblumenöl
- 3 TL Zucker
- 2 EL Apfelessig
- 1 Dose (à 400 ml) Tomaten
- 375 g Steckrüben
- 375 g Möhren, Salz
- 1 Edelsüß-Paprika
- Backpapier

Zubereitung:

1. Zwiebel schälen und fein würfeln. 1 EL Öl in einem Topf erhitzen, Zwiebel darin anschwitzen, mit Zucker karamellisieren und mit Essig ablöschen, Tomaten hinzufügen und ca. 8 Minuten köcheln lassen. Mit Salz und Zucker würzen. Tomaten-Mischung durch ein Sieb streichen und abkühlen lassen.

2. Steckrübe und Möhren putzen, schälen und in dicke Stifte schneiden. Getrennt auf einem mit Backpapier ausgelegtem Backblech verteilen. Mit 1 TL Salz und Paprika bestreuen. Mit 2 EL Öl beträufeln und jeweils auf dem Backblech kurz vermengen. Im vorgeheizten Backofen (E-Herd: 175 °C/ Umluft: 150 °C/ Gas: s. Hersteller) ca. 30 Minuten backen. Gemüsepommes aus dem Ofen nehmen, mit Ketchup anrichten

Durchschnittliche Nährwerte:

Kcal/Portion: 140

Fett: 8 g

Kohlenhydrate: 12 g

Eiweiß: 3 g

Pommes aus Steckrüben und Möhren

Zutaten (60 Stück):

- 250 g Mandelmehl (entölt)
- 200 g Butter
- 125 g Mandeln (gemahlen)
- 3 Stück(e) Eigelb
- 150 g Xylit
- Schote Vanille
- Msp. Backpulver
- 50 g Xylit (als Puder zum Bestreuen)

Zubereitung:

1. Ofen auf 180 Grad (Ober- und Unterhitze) vorheizen, 2 Bleche mit Backpapier auslegen.
2. Mehl, Butter und Mandeln mit Eigelb, Xylit und Backpulver verrühren und dann das Mark der Vanilleschote dazugeben.
3. Teigflädchen von der Größe eines 1-Euro-Stücks zu Rollen formen, zu Halbmonden biegen, auf den Blechen verteilen.
4. Kipferln 10 Minuten backen.
5. Xylit im Mixer zerkleinern, bis es wie Puderzucker aussieht (Alternative: Erythrit, ist etwa als Sukrin Melis im Handel).
6. Kipferln auskühlen lassen, in Puderxylit wenden und zur Lagerung in eine Dose legen.

Durchschnittliche Nährwerte:

Kcal/Stück: 64

Fett: 5 g

Kohlenhydrate: 4 g

Eiweiß: 3 g

Omelett-Wrap mit Schinken

Zutaten:

- 1 Ei
- 2 TL Öl
- Salz und Pfeffer
- 1 Möhre
- 1 Frühlingszwiebel
- 3 Stiele Petersilie
- 100 g Magerquark
- 2 Scheiben Kochschinken (á 15 g)

Zubereitung:

1. Das Ei mit 1 TL Öl verquirlen und mit Salz und Pfeffer würzen. Das restliche Öl in einer kleinen beschichteten Pfanne erhitzen. Die Eimasse hineingeben und durch Schwenken der Pfanne dünn verteilen. Etwa 1 Minute braten, dann vorsichtig wenden und etwa 1 Minute weiterbraten. Auf einen Teller geben und abkühlen lassen.
2. Inzwischen die Möhre putzen, schälen und grob raspeln. Die Frühlingszwiebel putzen, waschen und in feine Ringe schneiden. Die Petersilie waschen und trocken tupfen, die Blätter abzupfen und fein hacken. Alles unter den Quark rühren und mit Salz und Pfeffer würzen.
3. Den Schinken auf das Omelette legen und mit dem Quark bestreichen. Das Omelette aufrollen. Zum Mitnehmen erst in Frischhalte-, dann in Alufolie wickeln und bis zum Verzehr kühl stellen.

Durchschnittliche Nährwerte:

Kcal: 270

Fett: 13 g

Kohlenhydrate: 9 g

Eiweiß: 29 g

Käsechips

Zutaten (6 Portionen):

- 6 Scheiben Gouda Käse

Zubereitung:

1. Ofen auf 190 Grad vorheizen.
2. Käse in 2-4 Teile schneiden.
3. Die Käsestücke in 1 cm. Abständen auf einen mit Backpapier ausgelegtes Backblech legen.
4. Im Backofen ca. 12 Minuten goldbraun backen.
5. Auskühlen lassen und genießen

Durchschnittliche Nährwerte :

Kcal/Chip: 65

Fett: 4 g

Kohlenhydrate: 0 g

Eiweiß: 7 g

Eiweiß-Omelett

Zutaten:

- 3 Eiweiß
- 1 Eigelb
- 100g Hackfleisch, gemischt
- 1 Zwiebel
- 1 Tomate
- 2 Frühlingszwiebeln
- Etwas Knoblauch
- Olivenöl
- Salz
- Pfeffer
- Je nach Geschmack: etwas Feta-Käse

Weitere mögliche Zutaten:
- Babyspinat
- Räucherlachs
- Knoblauch
- Brokkoli
- Gekochter Schinken
- Schnittlauch
- Geriebener Käse

Zubereitung:

1. Die Zwiebel klein schneiden und in etwas Olivenöl zusammen mit dem Hackfleisch anbraten.
2. Anschließend die in mundgerechte Stücke geschnittenen Tomatenstückchen sowie die Frühlingszwiebeln hinzugeben und etwas schmoren lassen, mit Paprika, Salz und Pfeffer abschmecken.
3. Nun das Eiweiß vom Eigelb trennen und das Eiweiß zusammen mit einem Eigelb solange mit einem Rührbesen schlagen bis sich in der Masse kleine Luftblasen bilden.
4. Nun in die Pfanne geben und bei mittlerer Hitze etwa 2 Minuten stocken lassen.
5. Das Omelette umdrehen und kurz von der anderen Seite anbraten, auf einen Teller geben.
6. Nun die Hackfleischfüllung auf die eine Hälfte des Omelette geben, die andere Hälfte darüber klappen und sofort servieren.

Durchschnittliche Nährwerte :

Kcal/Portion: 405,6

Fett: 23,3 g

Kohlenhydrate: 12,4 g

Eiweiß: 35,8 g

Wraps mit Gemüse

Zutaten (3 Portionen):

- 2 mittelgroße Karotten (ca. 200g)
- 75g Emmentaler (ger.)
- 2 mittelgroße Eier
- 2 EL
- Mandelmehl (ca. 20g)
- 6 Cherrytomaten
- 1 Handvoll Rucola
- Etwas Ketchup
- 200g frischer Mozzarella
- Salz, Pfeffer

Zubereitung:

1. Backofen mit Umluft auf ca. 200 °C vorheizen und ein Backblech mit Backpapier bereitstellen.
2. Karotten schälen und kurz abwaschen. Mit einer Küchenmaschine fein zerkleinern oder selbst grob reiben. Ich habe die Karotten anschließend in meinem Dampfgarer für gut 20 Minuten gegart. Wer keinen Dampfgarer zuhause hat, kann die Karotten auch in eine Schüssel geben und leicht mit Wasser bedecken und anschließend für ca. 5 Minuten in die Mikrowelle.
3. **Wichtig:** Nach dem Garen/Nach der Mikrowelle die Karotten in ein Küchentuch geben und nach kurzer Abkühlzeit mit den Händen ausdrücken. Es sollte sie viel Wasser wie möglich aus den Karotten gepresst werden. Ansonsten werden die Wraps nach dem Backen nicht fest genug.
4. Die ausgedrückten und entwässerten Karotten werden dann mit den Eiern, Mandelmehl und dem geriebenen Käse gemischt. Etwas würzen.
5. Die Masse in drei Teile teilen und per Hand auf dem Backblech rund verteilen und platt drücken. Aus der Masse sollten sich in etwa drei Wraps formen lassen (mit etwa 15cm Durchmesser), welche auch problemlos auf ein Backblech passen.
6. Alles für ca. 15 Minuten backen. Danach aus dem Ofen nehmen und abkühlen lassen.
7. Cherrytomaten, Rucola und den Mozzarella waschen. Tomaten halbieren und Mozzarella kleinschneiden. Alles gleichmäßig auf den Wraps verteilen und noch per Hand etwas drüber würzen. Wer möchte gibt einen Spritzer Ketchup über die Wraps. Lecker!

Durchschnittliche Nährwerte :

Kcal/Portion: 251

Fett: 15 g

Kohlenhydrate: 6,5 g

Eiweiß: 18,5 g

Quinoa Muffins

Zutaten (6Portionen):

- 100g gekochter Quinoa
- 100g Mozzarella (ger.)
- 1kl. längliche Paprika
- 30g Parmesan (ger.)
- Prise Salz, Pfeffer
- etwas Oregano (optional)

Zubereitung:

1. Backofen auf 200 °C mit Umluft vorheizen und eine Muffinbackform mit Papier-Muffinförmchen füllen.
2. Die Paprika (optimal sind kleine längliche Paprika) in dünne Scheiben schneiden und zusammen mit Mozarella, Parmesan (ich habe frischen Parmesan verwendet und selbst gerieben) und den gekochten Quinoa-Samen in eine Schüssel geben und gut vermischen.
3. Info zum Quinoa: Quinoa wird im Verhältnis 3:1 mit Wasser vorgekocht. Dabei nimmt das südamerikanische Getreide das Wasser fast komplett auf. So werden Beispielsweise aus 25g ungekochtem Quinoa beim Kochen mit 75ml Wasser am Ende etwa 100g gekochte Quinoa-Samen. Für dieses Rezept mit 6 Muffins kannst DU also sogar etwas weniger als eine Portion meines Grundrezeptes benutzen. Um genau zu sein eben ca. 25g statt 35g.
4. Für ca. 15 bis 20 Minuten bei 200 °C backen.
5. Kurz abkühlen lassen. Optional in einer eigenen würzigen Tomatensoße dippen.

Durchschnittliche Nährwerte :

Kcal/Portion: 95

Fett: 6 g

Kohlenhydrate: 4 g

Eiweiß: 6,5 g

Salat mit Ziegenkäse

Zutaten (1 Portionen):

- 1 Mini-Romanasalat
- 1 Ziegenkäsetaler (à 80g)
- 0,5 Paprika, rot
- 0,25 Schlangengurke
- 10g Haselnusskerne (alternativ: Walnüsse, gehackt)
- 2 EL Walnussöl
- 2 EL Balsamico, weiß
- 1 EL Honig
- 1 TL Honig
- Salz
- Pfeffer

Zubereitung:

1. Salat waschen, trocken schütteln und in mundgerechte Stücke zupfen
2. Den Ziegenkäsetaler mit 1 TL Honig bestreichen und etwa 3 Minuten bei 200°C (Heißluft) im Backofen backen
3. In der Zwischenzeit das Dressing aus Balsamico, Öl, 1 EL Honig, Salz und Pfeffer anrühren
4. Das Dressing mit dem Salat vermischen und den Ziegenkäsetaler darauf anrichten. Sofort servieren

Durchschnittliche Nährwerte :

Kcal/Portion: 716,7

Fett: 57,9 g

Kohlenhydrate: 28,9 g

Eiweiß: 28,2 g

Soja Bratlinge

Zutaten (2 Portionen):

- 500 ml Wasser
- 200 g Soja-Granulat
- 2 Eier
- Mandelmehl
- 1 Zwiebel
- 1 Knoblauchzehe
- Öl
- Paprikagewürz
- Salz
- Pfeffer

Zubereitung:

1. Das Soja-Granulat in einen Topf geben und etwa 10 Minuten in kochend heißem Wasser einweichen.
2. Das Wasser abgießen und das Granulat ausdrücken und somit vom Wasser befreien.
3. Die Zwiebel und die Knoblauchzehe klein hacken und mit den Eiern verquirlen.
4. Das Soja-Geschnetzelte hinzugeben und verrühren.
5. Nun mit Salz, Pfeffer und Paprikagewürz abschmecken.
6. Um dem ganzen etwas Bindung zu verleihen und sicherzustellen, dass es beim Braten in der gewünschten Form bleibt, gerade einmal so viel Mandelmehl zu der Masse geben, bis sich daraus Bratlinge formen lassen.
7. Etwas Öl in einer Pfanne verteilen und die Soja-Bratlinge anbraten, bis diese eine goldbraune Farbe annehmen.

Durchschnittliche Nährwerte :

Kcal/Portion: 388,0

Fett: 8,3 g

Kohlenhydrate: 19,8 g

Eiweiß: 32,8 g

Vegetarische Tofu-Brokkoli Pfanne

Zutaten (4 Portionen):

- 800g Brokkoli
- 400 ml Kokosmilch
- 400g Tofu
- 100 ml Wasser
- 1 Bund Frühlingszwiebeln
- 80 ml Gemüsebrühe
- 80 g Erdnüsse, kleingehackt, geröstet
- 1 EL Erdnussmus
- 5 EL Sesamöl
- 3 Knoblauchzehen
- 0,5 TL rote Currypaste
- Etwas Sojasoße

Zubereitung:

1. Die Currypaste in eine Pfanne geben und - ohne die Zugabe von Öl oder sonstigem - etwa eine Minute anschwitzen, so dass die Aromen frei werden.
2. Nun das Wasser, die Kokosmilch und den Erdnussmus zu der Currypaste geben, aufkochen und weiter vor sich hin köcheln lassen.
3. Währenddessen den Tofu in kleine, mundgerechte Stücke schneiden und in einer zweiten Pfanne mit etwas Öl goldbraun anbraten, beiseite stellen.
4. Den Brokkoli in kleine Röschen teilen, die Frühlingszwiebeln in feine Ringe schneiden.
5. Der Brokkoli wird zuerst - etwa 4 bis 5 Minuten - in einer Pfanne angebraten und dann mit Gemüsebrühe abgelöscht.
6. Die Frühlingszwiebeln und den Tofu hinzugeben und bei mittlerer Hitze köcheln lassen. Anschließend mit Sojasoße und etwas Salz und Pfeffer abschmecken.
7. Auf vier Tellern anrichten, Erdnusssoße darübergeben und ein paar kleingehackte, geröstete Erdnüsse darüber streuen. Guten Appetit!

Durchschnittliche Nährwerte :

Kcal/Portion: 560,6

Fett: 40,8 g

Kohlenhydrate: 11,8 g

Eiweiß: 32,6 g

Thunfischsalat

Zutaten (4 Portionen):

- 2 Dosen Thunfisch (je 140g)
- 1 Paprika, rot, gewürfelt
- 4 Gewürzgurken, gewürfelt
- 2 Eier, hartgekocht, gewürfelt
- 0,5 Glas Miracel Whip Balance, klein
- 1 Bund Lauchzwiebeln, gewürfelt
- Salz und Pfeffer
- Schnittlauch

Zubereitung::

1. Die Paprika waschen und zusammen mit den Gewürzgurken, Eiern und Lauchzwiebeln würfeln. Den Thunfisch abtropfen lassen und dazu geben.
2. Nun Miracel Chip Balance hinzugeben, gut verrühren und mit Salz und Pfeffer abschmecken.
3. Vor dem Servieren etwas Schnittlauch darüber geben.

Durchschnittliche Nährwerte :

Kcal/Portion: 321,3

Fett: 16,4 g

Kohlenhydrate: 21,0 g

Eiweiß: 20,7 g

Mango-Avocado Salat

Zutaten (2 Portionen):

- 200g Blattsalat
- 200g Hühnchenbrust
- 1 Avocado
- 1 Mango
- 3 EL Zitronensaft
- 2 EL Orangensaft, zuckerfrei
- 6 EL Öl
- 1 EL Senf
- Etwas Süßstoff
- Salz
- Pfeffer

Zubereitung::

1. Die Hühnerbrust mit Wasser abbrausen, in mundgerechte Stücke schneiden, mit Salz und Pfeffer würzen und in einer Pfanne anbraten. Beiseite stellen.
2. Nun die Mango und die Avocados in kleine Würfel schneiden.
3. Die Avocado mit 1 EL Zitronensaft beträufeln, damit sie sich nicht verfärben.
4. Nun den Salat putzen und in mundgerechte Stücke zupfen, zusammen mit den Mango- und Avocadostücken und der Hähnchenbrust in eine Schüssel geben.
5. Nun 2 EL Zitronensaft zusammen mit dem Orangensaft, dem Öl, dem Süßstoff und dem Senf in eine Schüssel geben, gut verrühren und über den Salat geben.

Durchschnittliche Nährwerte :

Kcal/Portion: 712,5

Fett: 57,8 g

Kohlenhydrate: 20,2 g

Eiweiß: 27,1 g

Asia Röllchen mit Surimi

Zutaten:

- 16 Blätter Reispapier (circa 200 g)
- 0,5 Avocado
- 0,5 Salatgurke
- 2 Möhren
- 0,5 Kohlrabi
- 0,5 Bund Frühlingszwiebeln
- 8 Salatblätter
- 8 Surimistangen
- 6 EL Cashewkerne
- 8 EL Alfalfasprossen
- Salz und Pfeffer

Zubereitung:

1. Reispapier kurz in kaltem Wasser einweichen. Avocado pürieren und mit Salz und Pfeffer würzen. Gemüse putzen und in dünne Streifen, Frühlingszwiebel in feine Ringe schneiden.
2. Je 2 Reispapierblätter übereinander legen, mit Avocadomus bestreichen und mit 1 Salatblatt belegen. Gemüse streifen, Zwiebelringe, Surimi, Cashewkerne und die Sprossen darauf verteilen und die Reispapierblätter aufrollen. Die Röllchen werden roh gegessen. Dazu schmeckt eine süß-scharfe Asia-Sauce oder Sojasauce. Als Vorspeise reicht eine Rolle pro Person, zum Sattessen zwei.
   Tipp: Das Reispapier nicht zu lange einweichen, sonst bekommt es Risse. Am besten 2 bis 3 Minuten in kaltes Wasser legen oder mit einer Sprühflasche mehrmals von beiden Seiten befeuchten. Anschließend in ein Küchentuch wickeln. Liegt der Teig zu lange an der Luft, trocknet er wieder aus.

Durchschnittliche Nährwerte :

Kcal: 350

Fett: 21 g

Kohlenhydrate: 20 g

Eiweiß: 19 g

33 SÜßE FRÜHSTÜCKSREZEPTE

Protein Erdbeer- oder Himbeereis

Zutaten(2 Portionen):

- 100 g gefrorene Erdbeeren oder Himbeeren
- 35 g frische Erdbeeren oder Himbeeren
- 65 g fettarmer Magerquark
- 56 g fettarmer Joghurt
- 20 g Whey Protein Erdbeere oder Vanille

Zubereitung:

1. Gefrorene Früchte in einen Mixer geben und kurz mixen.
2. Die restlichen Zutaten, außer die frischen Früchte, in den Mixer hinzugeben und zu einer glatten Masse mischen.
3. In Gläser verteilen, mit den frischen Früchten dekorieren und für 1–2 Stunden im Gefrierfach kalt stellen.
4. Super leckeres Eis genießen!

Durchschnittliche Nährwerte :

Kcal/100g: 75

Fett: 1 g

Kohlenhydrate: 5 g

Eiweiß: 10 g

Bananen-Käsekuchen

Zutaten(2 Portionen):

- 10 St. Eier
- 60 g Whey Protein Vanille
- 34 g Backpulver
- 20 g Butter
- 2 St.Banane(n)
- 1000 g Magerquark

Zubereitung:

1. Als erstes trennst Du die Eier und schlägst das Eiweiß steif. Außerdem musst Du das Backpulver mit dem Whey Protein-Pulver (vorzugsweise Vanille-Geschmack) vermengen.
2. Die Banane zerquetscht Du in einer Schlüssel und mixt sie zusammen mit Quark, dem Eigelb und der zuvor geschmolzenen Butter.
3. Das Protein-Backpulver-Gemisch wird nun unter die Masse gerührt. Dann hebst Du vorsichtig das steife Eiweiß unter.
4. Das Ganze kommt dann in eine gefettete Springform und wird für ca. 45 Minuten bei 180 Grad im Ofen gebacken.
5. Abkühlen lassen und anschließend genießen.

Durchschnittliche Nährwerte :

Kcal/100g: 71

Fett: 4 g

Kohlenhydrate: 6 g

Eiweiß: 13 g

Proteinkaffee

Zutaten:

- 150 mlKaffee
- 50 mlfettarme Milch
- 10 gWhey Protein Vanille oder Schoko

Zubereitung:

1. Ein Esslöffel Whey Protein Pulver Deiner Wahl in einer Tasse Kaffee verrühren.
2. Milch hinzufügen und nochmals alles gut verrühren.

Durchschnittliche Nährwerte :

Kcal/100g: 24

Fett: 1 g

Kohlenhydrate: 1 g

Eiweiß: 4 g

Egg Christmas Shake

Zutaten:

- 300 g Mandelmilch (ungesüßt)
- 30 g Whey Protein Schoko
- Eiklar
- Messerspitze Lebkuchengewürz

Zubereitung:

1. In einem Shaker 200 ml Mandelmilch, Whey-Schokolade und eine Messerspitze Lebkuchengewürz shaken.
2. Die Mischung in ein Glas gießen.
3. Die Eiweiße schlagen, bis daraus steifer Eischnee entstanden ist.
4. Den Eischnee gleichmäßig auf die Gläser verteilen.
5. Zum Schluss auf den Eischnee etwas Zimt streuen.

Durchschnittliche Nährwerte :

Kcal/100g: 50

Fett: 1 g

Kohlenhydrate: 1 g

Eiweiß: 8 g

Protein Schoko Souffle

Zutaten:

- 60 g Whey Protein Schoko
- 30 g Kakaopulver stark entölt
- 30 gf eine Haferflocken
- 1 StEi(er) (Größe M)
- 65 ml Mandelmilch
- 1 TL Bio Kokosöl
- 3 TL Kokosblütenzucker

Zubereitung:

1. Vorweg den Ofen auf 180C vorheizen. Währenddessen alle Zutaten in eine Schüssel geben und mit einem Rührgerät solange schlagen bis eine cremige Masse entsteht.
2. Zwei Soufflé Formen (oder feuerfeste Tassen) mit dem Kokosöl ausfetten und die Mischung gleichmäßig auf die Formen verteilen.
3. Die Soufflés im Ofen ca. 10 Minuten Backen. Die Soufflés mit einem Messer am Rand ablösen und auf einen Teller stürzen.

Durchschnittliche Nährwerte :

Kcal/100g: 226

Fett: 9 g

Kohlenhydrate: 11 g

Eiweiß: 25 g

Goji-Power Smoothie

Zutaten:

- 2 EL Whey Protein
- 150 g Heidelbeeren
- 1 TL Bio Erdnussbutter
- 20 g Bio Goji Beeren
- 300 ml eiskaltes Wasser

Zubereitung:

1. Blaubeeren waschen.
2. Alle Zutaten in einen Mixer geben und mixen bis eine gleichmäßige Masse entsteht.
3. Sofort genießen. Für den maximalen Genuss.
→ Für die vegane Variante des Power Smoothies mit Goji Beeren kannst du statt des Whey Protein einfach ein beliebiges veganes Proteinpulver verwenden

Durchschnittliche Nährwerte :

Kcal/100g: 61

Fett: 2 g

Kohlenhydrate: 5 g

Eiweiß: 6 g

Protein Porridge mit Bananen

Zutaten:

- 7 ELProtein Porridge
- 120 mlheißes Wasser
- Banane
- Heidelbeeren

Zubereitung:

1. Das Protein Porridge in eine Schale geben, mit heißem Wasser aufgießen und umrühren.
2. Die Banane in Scheiben schneiden und unter das Porridge mischen. Mit Blaubeeren garnieren und mit ein wenig Zimt bestreuen.

Durchschnittliche Nährwerte :

Kcal/100g: 180

Fett: 3 g

Kohlenhydrate: 25 g

Eiweiß: 11 g

Chia Samen-Limonade mit Beeren

Zutaten:

- 250 mlMineralwasser
- 2 Teelöffel Bio Chia Samen
- 1 halbe   Zitrone
- 10 g Beeren nach Wahl
- 5-10 Blätter   Minze

Zubereitung:

1. 2 Teelöffel Chia Samen in ein Glas geben und zu 2/3 mit kaltem Mineralwasser auffüllen.
2. Zitrone halbieren, auspressen und einen Teelöffel Zitronensaft dazugeben.
3. Beeren und Minze waschen, ins Glas geben und gut umrühren.
4. Lass den Drink noch mind. 10 Minuten stehen, damit die Chia Samen quellen können.

→Du kannst die Beeren auch vorher pürieren, dann wird die Limonade noch fruchtiger.

Durchschnittliche Nährwerte :

Kcal/100g: 28

Fett: 1 g

Kohlenhydrate: 4 g

Eiweiß: 1 g

Glutenfreier Kirchkuchen

Zutaten (6 Portionen):

- 250g Kirschen (frisch, TK)
- 4 Eier
- 3 EL Xucker Light
- 30 ml Kokosmilch
- 25g Butter
- 1 Vanilleschote
- 1 TL Flohsamenschalenpulver
- 40g Kokosmehl
- 1 TL Backpulver
- Etwas Kokosöl
- Etwas Puderxucker

Zubereitung:

1. Backofen auf ca. 180 °C mit Ober- und Unterhitze vorheizen und ein Backblech bereitlegen.
2. Ich empfehle zum Backen süße kleine Tartelette Backformen. Es gehen aber natürlich auch andere Formen. Die Formen oder die Form eurer Wahl etwas einfetten, damit sich der Kuchen nach dem Backen besser lösen kann (zum Beispiel mit Kokosöl).
3. Die Kirschen ableeren/waschen und ggfs. entkernen. TK-Kirschen oder aus dem Glas gehen auf jeden Fall auch. Wer an frische Kirschen kommt - umso besser.
4. Die Vanilleschote längs mit einem scharfen Messer aufschneiden und das Vanillemark herauskratzen.
5. Alle flüssige Zutaten mit einem Küchengerät oder einem Rührbesen vermischen und das Vanillemark dazu geben.
6. Die trockenen Zutaten separat vermischen und dann zu der flüssigen Masse geben und alles gut miteinander vermischen bis eine gleichmäßige Masse entstanden ist.
7. Tartelette Backformen etwa bis zur Hälfte füllen und dann nach Belieben ein paar Kirschen vorsichtig in den Teig drücken.
8. Alles für ca. 25 Minuten backen. Zum Testen den Zahnstochertest machen: Zahnstocher in den Teig stecken und wieder herausziehen. Wenn noch flüssiger Teig hängen bleibt, dann kann der Kuchen noch ein paar Minuten im Ofen vertragen.
9. Leicht abkühlen lassen und zum Beispiel mit etwas Puderxucker berieseln. Lecker!

Durchschnittliche Nährwerte **:**

Kcal/Portion: 138

Fett: 8,6 g

Kohlenhydrate: 6,9 g

Eiweiß: 6 g

Frischkäse Pfannkuchen

Zutaten (2 Portionen):

- 60g Frischkäse 0,2%
- 2 mittelgroße Eier
- 90g Mandelmehl
- 2 TLXucker
- 120ml Mandelmilch
- Prise Salz
- Etwas Kokosöl

Zubereitung:

1. Den Frischkäse, die Eier, Mandelmehl und Xucker miteinander verrühren.
2. Dann nach und nach Mandelmilch zugießen. Die Teigmasse sollte nicht zu dickflüssig sein, sonst verläuft der Teig in der Pfanne nicht.
3. Nach Gefühl und Bedarf noch etwas mehr Milch zugießen.
4. Etwas Öl in einer Pfanne erhitzen und alles auf mittlere Stufe stellen. Öl gleichmäßig in der Pfanne verteilen.
5. Etwas Teig abschöpfen und gleichmäßig in der Pfanne verteilen. Das Wenden ist der schwerste Teil: In Ruhe warten, bis der Teig sich komplett verfärbt hat. Dann versuchen mit einem Pfannenwender unter den Teig zu kommen und den Pfannkuchen zu wenden. Mir sind auch ein paar Pfannkuchen zerrissen, das bekommt man aber recht schnell heraus. Wichtig ist die niedrige Herdtemperatur, damit der Teig nicht anbrennt.
6. Wenn der Pfannkuchen von beiden Seiten gebraten wurde, alles auf einen Teller geben. Die Pfanne mit etwas Öl neu einfetten. Bei Bedarf den Pfannkuchen auf ein Küchentuch legen und etwas abtropfen lassen.
7. Alles wiederholen, bis der Teig aufgebraucht ist.
8. Wenn die Pfannkuchen direkt serviert werden, eventuell in einem Ofen warmhalten oder immer direkt aus der Pfanne servieren. Passend dazu: Vanillecreme, Vanilleeis, Früchte aller Art.
9. Alternative: Auch super lecker für Crepe-Rollen, Flädlesuppe oder Lachsröllchen.

Durchschnittliche Nährwerte :

Kcal/Portion: 295

Fett: 16,5 g

Kohlenhydrate: 7 g

Eiweiß: 28 g

Quark Blätterteig

Zutaten (2 Portionen):

- 80g Mandelmehl
- 80g Butter (kalt)
- 80g Magerquark
- 1/2 TL Backpulver
- Prise Salz

Zubereitung:

1. Mandelmehl und Backpulver vermischen und mit den übrigen Zutaten zu einem Teig kneten. Ruhig die alles mit den Händen verkneten.
2. Alles zu einer Kugel formen und in Frischhaltefolie einwickeln und ca. 30 Minuten lang in den Kühlschrank legen.
3. Arbeitsfläche anschließend etwas bemehlen und den Teig darauf ausbreiten und flach zu einem Rechteck rollen.
4. Nun das linke Drittel des Rechtecks über das mittlere Drittel klappen und anschließend das rechte Drittel darüber legen, so dass drei Schichten übereinander liegen. Wieder in Folie wickeln und wieder für 30 Minuten im Kühlschrank ruhen lassen.
5. Bei Bedarf den 4. Schritt mehrmals wiederholen und nach Belieben einfach oder mehrfach einschlagen.
6. Für die Zubereitung im Backofen: mindestens 200 °C (mehr ist besser) im vorgeheizten Backofen.

Durchschnittliche Nährwerte :

Kcal/Portion: 473

Fett: 29,2 g

Kohlenhydrate: 6,1 g

Eiweiß: 23,1 g

Chia-Karotten Muffins

Zutaten (2 Portionen):

- 200g Bio-Karotten
- 2 EL Chia-Samen
- 200g geriebene Haselnüsse
- 100g Xucker
- 10g Vanillexucker
- Prise Zimt (gemahlen)
- Pkg. Orangenschalenaroma
- Prise Salz
- 4 Eier
- 120g Mandelmehl
- Pkg. Backpulver

Zubereitung:

1. Den Backofen auf ca. 170 °C mit Ober- und Unterhitze vorheizen und Muffinformen bereitlegen.
2. Karotten schälen und waschen. Anschließend kleinrapseln.
3. Geraspelte Karotten mit gemahlenen Haselnüssen, Xucker, Vanillexucker, Zimt, Orangenschalenaroma und Salz in einer Schüssel vermengen. Die Eier dazugeben, und rasch unterrühren.
4. Mehl mit Backpulver vermischen und zusammen mit den Chia-Samen ebenfalls schnell unterrühren.
5. Alles auf ca. 12 Muffinformen verteilen und für ungefähr 20 Minuten backen.
6. Anschließend aus dem Ofen nehmen und abkühlen lassen.

Durchschnittliche Nährwerte :

Kcal/Portion: 204

Fett: 13,3 g

Kohlenhydrate: 6,9 g

Eiweiß: 9,25 g

Bananen-Walnuss Chia Oatmeal

Zutaten:

- 4 EL Chia-Samen

- 200ml Mandelmilch
- 1/2 TL Zimt
- TL Xucker
- ½ Banane
- Etwas Walnüsse

Zubereitung:

1. Einfach alle Zutaten (bis auf Banane und Walnüsse) in eine Schüssel geben und etwa 2 Stunden, gerne aber auch über Nacht quellen lassen.
2. Banane in kleine Scheiben schneiden und die Walnüsse etwas zerkleinern und darüber geben.

Durchschnittliche Nährwerte :

Kcal/Portion: 574

Fett: 35,2g

Kohlenhydrate: 43,6 g

Eiweiß: 14,6 g

Raffaello

Zutaten (1 Portionen):

- 250 Gramm Magerquark
- 50 Gramm Geriebene Mandel
- 30 Gramm Kokosflocken
- Ein paar Kokosraspeln zum Verrühren
- 8 Stück geschälte Mandel
- 25 Gramm Eiweißpulver

Zubereitung:

1. Quark, geriebene Mandeln, Kokosflocken und Eiweiß Pulver in einer Schüssel vermischen und daraus Kugeln formen und in diese eine ganze Mandel hinein stecken.
2. Kokosraspeln in einen Suppenteller geben und die fertigen Kugeln darin wälzen. Unbedingt in den Kühlschrank kalt stellen (4 Std)

Durchschnittliche Nährwerte:

Kcal/100g: 359,9

Fett: 23,9 g

Kohlenhydrate: 6,6 g

Eiweiß: 27,9 g

Aprikosendessert

Zutaten (1 Portionen):

- 250 Gramm Mascarpone
- Stück Ei
- 100 Gramm Joghurt
- Süßstoff
- 7 Gramm Chia Samen
- 100 Gramm Aprikosen ohne Schale/Kern

Zubereitung:

1. Mascarpone mit Ei gut verrühren.
2. ANZEIGE

3. Joghurt mit Chia Samen verrühren und mit Süßstoff abschmecken.
4. Aprikosen klein schneiden außer 2 Stücke.
5. 2 Dessertschalen bereit stellen.
6. Joghurtcreme mittig füllen.
7. Klein geschnittene Pfirsichstücke drumherum verteilen und grosse Stücke mittig drauf setzen.

Durchschnittliche Nährwerte:

Kcal/100g: 170

Fett: 17 g

Kohlenhydrate: 2,2 g

Eiweiß: 2,1 g

Quarkbrötchen

Zutaten (1 Portionen):

- 200 Gramm Magerquark
- 10 Gramm Leinsamen
- 10 Gramm Haferkleie
- 10 Gramm Chia samen
- 6 Gramm Haferflocken
- 20 Gramm Milch
- 4 Gramm Johannisbrotkernmehl

Zubereitung:

1. Backofen auf 150Grad vorheizen.
2. Alle Zutaten in eine Schüssel geben und mit einem Handrührgerät verarbeiten.
3. Brötchenkleckse auf ein mit Backpapier belegte Backblech legen und für 45 Minuten backen.
4. Auskühlen lassen

Durchschnittliche Nährwerte:

Kcal/100g: 272

Fett: 1,3 g

Kohlenhydrate: 3,8 g

Eiweiß: 9,1 g

Kokos-Vanille-Muffin

Zutaten (1 Portionen):

- 70 g Kokosmehl
- 60 g Kokosöl
- 35 g Agavendicksaft
- 4 Eier Größe M zimmerwarm
- TL Backpulver
- 10 g Eiweißpulver
- halbe Vanilleschote ausgekratzt
- 250 ml Milch fettarm
- Prise Salz

Zubereitung:

1. Eier trennen und Eiweißmit etwas Salz steif schlagen.
2. Dann Kokosmehl, Kokosöl, Agavendicksaft, Eigelbe, Backpulver, Eiweißpulver und Vanilleschote verrühren, dann Milch dazurühren! Eiweiß unterheben!
3. Backofen auf 180 Grad vorheizen!
4. In ein beschichtetes Muffinblech verteilen! Mein Blech hat lose Boden und ist beschichtet! Geht auch ein normales! :-)
5. Muffins ca. 25 Minuten backen!
6. Aus der Form nehmen und abkühlen lassen!

Durchschnittliche Nährwerte:

Kcal/100g: 282

Fett: 12,4 g

Kohlenhydrate: 11,1 g

Eiweiß: 4,7 g

Walnuss-Zimt-Quark

Zutaten (1 Portionen):

- 150 Gramm Magerquark
- 50 Gramm Joghurt
- 30 Gramm Walnusskerne
- Spritzer Süßstoff
- Prise Zimt

Zubereitung:

1. Quark ,Joghurt ,Süßstoff und Zimtpulver verrühren
2. Walnüsse (Außer 1) in kleinere Stücke schneiden und unterrühren.
3. In eine Dessertschale geben und ganze Nuss drauf legen

Durchschnittliche Nährwerte:

Kcal/100g: 105

Fett: 6,9 g

Kohlenhydrate: 2,8 g

Eiweiß: 7,5 g

Mandel-Eis

Zutaten (1 Portionen):

- 200 Gramm Mascarpone
- 75 Gramm Butter
- 50 Gramm Mandeln gemahlen
- 45 Gramm Haselnuss gehobelt
- 5 Gramm Bourbon-Vanillearoma
- 70 Gramm Mandarinen-Orangen

Zubereitung:

4. Mascarpone mit Butter,Mandeln,Haselnuss und Vanillearoma vermischen.
5. Mit einem Eisportionierer je 2 Kugeln auf 2 Teller geben
6. Mit Mandarinen garnieren.

Durchschnittliche Nährwerte:

Kcal/100g: 327

Fett: 34,5 g

Kohlenhydrate: 1,7 g

Eiweiß: 3,5 g

Bananen-Mandel-Pancakes

Zutaten (1 Portionen):

- 2 Eier Größe M
- Banane frisch, am besten sehr reif
- Msp Backpulver
- Zimt gemahlen
- 50 g Mandeln gemahlen
- EL Agavendicksaft
- Rapsöl

Zubereitung:

1. Eier, Banane, Backpulver und Zimt mit dem Pürrierstab pürieren. 5 Minuten gehen lassen!
2. Öl in einer Pfanne erhitzen und immer 2 EL Teig in die Pfanne geben und ausbacken!
3. Pancakes auf einen Teller geben und 1 EL Agavendicksaft auf die Pancakes verteilen.(a´ ca. 1 Cent Stück groß pro Stück!

Durchschnittliche Nährwerte:

Kcal/100g: 447

Fett: 31,0 g

Kohlenhydrate: 31,2 g

Eiweiß: 11,8 g

Macadamier-Brownies mit weißer Schokolade

Zutaten:

- 2 Eier, getrennt
- 80 g Mandelmehl
- 60 g Macadamia-Nüsse
- 55 g Butter
- 75 g Erythritol
- 50 g weiße Schokolade
- 0,5 TL Backpulver
- 0,5 TL Natron
- 0,5 Fläschchen Vanillearoma
- 0,5 TL Guakernmehl

Zubereitung:

1. Zunächst die Eier trennen.
2. Das Eiweiß mit einem Handrührgerät zu Eischnee schlagen. Beiseite stellen.
3. In der Zwischenzeit die Butter zusammen mit der Schokolade in einem Wasserbad erhitzen. Nun das Eigelb zusammen mit dem Erythritol und dem Vanillearoma zu der Butter-Schokoladen-Mischung verrühren.
4. Nach und nach unter Rühren das Backpulver, Natron, Guakernmehl und Mandelmehl hinzugeben.
5. Nun die Macadamia-Nüsse unterheben und anschließend den Eischnee vorsichtig unterheben.
6. Kurz umrühren und den Teig dann in eine Auflaufform geben und glatt streichen.
7. Bei 180°C etwa 15 Minuten backen.

Durchschnittliche Nährwerte :

Kcal/ges: 1583

Fett: 126,7 g

Kohlenhydrate: 45,1 g

Eiweiß: 57,4 g

Apfelkuchen

Zutaten:

- 170g Mandelmehl
- 115g Butter, geschmolzen
- 100g Frischkäse
- 75g Zuckeraustauschstoff
- 5 Eier
- 1 Apfel
- 1,5 TL Zimt
- 1 TL Vanilleextrakt
- 1 TL Backpulver
- 1 Prise Salz

Zubereitung:

1. Zunächst den Apfel schälen, entkernen und in feine Stücke schneiden.
2. Nun die Butter, den Zuckeraustauschstoff und den Frischkäse in eine Schüssel geben und mit einem Handrührgerät verrühren.
3. Nach und nach die Eier hinzugeben, und anschließend das Mehl, das Vanilleextrakt, das Backpulver, Zimt sowie die Prise Salz hinzufügen.
4. Nachdem ein cremiger Teig entstanden ist, die Apfelstücke unterheben und das Ganze in eine gefettete Backform geben.
5. Nun ab in den Ofen, bei 180 °C etwa 35 bis 40 Minuten.
6. Natürlich eignet sich dieser Teig auch ideal, um kleine Muffins daraus zu zaubern.

Durchschnittliche Nährwerte :

Kcal/ges: 1993

Fett: 143,2 g

Kohlenhydrate: 41,1 g

Eiweiß: 6 g

Erdbeertorte

Zutaten (6 Portionen):

- Biskuitboden :
- 4 Eier
- 4-5 EL. Xucker
- 65g Mandelmehl
- ½ TL. Weinstein Backpulver
- ½ TL. Vanille Xucker
- 1 Tl. Xanthan
- Für die Erdbeerencreme:
- 300g Erdbeeren
- +200g Erdbeeren für die Deko
- Xucker nach Geschmack
- 2 Rote Götterspeisen (Erdbeere oder Kirsch)
- 700 ml. Wasser
- 200g Exquisa Frischkäse 0,2 % Fett
- 250 ml. Sahne
- 300g Griechischer Joghurt 0,2 % Fett
- 1 Packung Sahnesteif
- 1 1/2 Packungen Sofort Gelatine oder Blatt Gelatine (für ca. 800 ml Flüssigkeit)

Zubereitung:

1. Zubereitung für den Biskuitboden:
2. Backofen auf 175 Grad vorheizen.
3. 3 Eier trennen und das Eiweiß steif schlagen.
4. Das Eigelb, ein ganzes Ei und den Xucker 3 Minuten lang mit einem Handmixer hell cremig mixen.
5. Vanille Xucker und das Mandelmehl untermischen
6. Eischnee unterheben.
7. Den Teig in eine Silikon-Tortenbodenform (28 er) gießen und für 30 Minuten backen, danach abkühlen lassen.
8. Zubereitung für die Erdbeerencreme:
9. Die Hälfte der Erdbeeren in kleine Würfel schneiden.
10. Das Wasser erhitzen, mit der Götterspeise verrühren und abkühlen lassen.
11. Sobald diese abgekühlt ist, die Erdbeerwürfel untermischen.
12. In einer zweiten Schüssel, die Sahne mit dem Sahnesteif Pulver steif schlagen.
13. Joghurt, Frischkäse und Xucker mixen.
14. Bei Blatt-Gelatine, die Gelatine mit etwas Wasser quellen lassen, anschließend in einem kleinen Topf erwärmen, so dass sie sich auflöst (Sofort-Gelatine kann nach Packungsanweisung sofort in kalte Massen verarbeitet werden).
15. Gelatine etwas abkühlen lassen, zwei Esslöffel Joghurt Masse untermischen und sofort in die restliche Joghurt Masse verrühren.

16. Sahne in die Joghurt Masse unterheben und einen Teil der Masse auf den Biskuitboden streichen
17. Den restlichen Teil der Masse mit der kalten Götterspeise verrühren und solange in den Kühlschrank stellen, bis die erste Schicht vom Kuchen etwas gehärtet ist, danach auch die restliche Masse über den Kuchen verteilen. Schneller geht es allerdings, wenn man den Kuchen zwischenzeitig kurz in den Gefrierschrank stellt, um die Massen zwischenhärten zu lassen.
18. Über Nacht im Kühlschrank stehen lassen.
19. Den Kuchen mit den restlichen Erdbeeren, Minze Blättern und etwas steifgeschlagener Sahne dekorieren.

Durchschnittliche Nährwerte:

Kcal: 1569

Fett: 110 g

Kohlenhydrate: 67 g

Eiweiß: 95 g

Kokosmakronen

Zutaten (18 Portionen):

- Kokosraspel(n) - 200g
- Eiweiß - 3
- Zimt - 1/2 Tl
- Prise Salz
- Stevia - 1-2 El
- Oblaten

Zubereitung:

1. Den Backofen auf etwa 130° vorheizen.
2. Kokosraspeln in einer beschichteten Pfanne unter Rühren leicht goldbraun anrösten.
3. Wenn die Kokosraspeln lauwarm sind, Zimt und Stevia zugeben und alles abkühlen lassen.
4. Eiweiß und Salz sehr steif schlagen. Kokos-Zimt-Masse vorsichtig unter den Eischnee heben und gleichmäßig verrühren.
5. Das Backblech mit Backpapier auslegen und die Oblaten darauf verteilen.
6. Die Kokosmasse auf die Oblaten verteilen und für ca. 25 Minuten in den vorgeheizten Backofen schieben und backen.

Durchschnittliche Nährwerte:

Kcal/Portion: 83

Fett: 7 g

Kohlenhydrate: 2 g

Eiweiß: 2 g

Erdnussbutterkekse

Zutaten (10-11 Portionen):

- 120g Erdnussbutter
- 1 Ei
- 1 TL Vanille-Aroma
- Zuckerersatz nach Geschmack (z.B. Stevia)

Zubereitung:

1. Alle Zutaten in einer Rührschüssel zu einem Teig verkneten.
2. Nun mithilfe von zwei Teelöffeln kleine Kugeln formen und diese auf einem mit Backpapier ausgelegten Backblech platzieren.
3. Bei 180 °C etwa 12 Minuten goldbraun backen.

Durchschnittliche Nährwerte:

Kcal/Portion: 75

Fett: 5,8 g

Kohlenhydrate: 1,1 g

Eiweiß: 3,9 g

Nuss-Schoko-Creme

Zutaten:

- 150ml Mandelmilch
- 100g Haselnüsse, gemahlen
- 3 EL Kakaopulver, entölt
- 3 EL Proteinpulver, Schokolade
- Süßstoff nach Geschmack

Zubereitung:

1. Alle Zutaten in eine Rührschüssel geben und zu einer cremigen Masse verrühren.

Durchschnittliche Nährwerte:

Kcal/100g: 482

Fett: 33,5 g

Kohlenhydrate: 13,1 g

Eiweiß: 24,4 g

Marmorkuchen

Zutaten (12 Portionen):

- 230g Mandelmehl
- 5 Eier
- 80g Butter, weich
- 1 Fläschchen Butter-Vanille-Aroma
- 1 Päckchen Backpulver
- 4 EL Eiweißpulver, neutral
- 4 EL Mascarpone
- Süßstoff nach Gusto
- 3 TL Kakaopulver, entölt

Zubereitung:

2. Zunächst die Butter cremig schlagen und nach und nach das Vanille-Aroma, das Backpulver, das Eiweißpulver und die Mascarpone hinzugeben.
3. Das Mandelmehl abwechselnd mit den Eiern zum Teig hinzufügen bis schließlich eine cremige Masse entsteht.
4. Anschließend mit Süßstoff je nach Gusto süßen.
5. Nun etwa die Hälfte des Teigs nehmen und diesen in eine gefettete (und am besten mit Semmelbröseln ausgeschwenkten Form) Gugelhupf-Form geben.
6. In die andere Hälfte des Teigs das Kakaopulver geben, gut verrühren. Gegebenenfalls noch einmal mit etwas Süßstoff nachsüßen.
7. Nun die dunkle, kakaohaltige Masse auf die helle Masse geben und mit einer Gabel eine „8" durch den Teig ziehen, so dass ein leichtes Muster entsteht.
8. In der Zwischenzeit den Backofen auf 160°C vorheizen (Heißluft) und ab mit dem Marmorkuchen für etwa 35 bis 45 Minuten in den Backofen.

Durchschnittliche Nährwerte:

Kcal/Portion: 185,2

Fett: 11,9 g

Kohlenhydrate: 3,3 g

Eiweiß: 14,1 g

Mandelberge

Zutaten (15 Portionen):

- 150g Mandeln oder alternativ ungesalzene Macadamia-Nüsse
- 1 Tafel Schokolade, zuckerfrei
- Stevia

Zubereitung:

1. Die Schokolade in einem Wasserbad schmelzen.
2. Nun die Mandel- oder Nussstücken in die geschmolzene Schokolade geben und mit zwei Teelöffeln kleine Nussberge formen und auf ein Backpapier geben.
3. Gut trocknen lassen. Fertig.

Durchschnittliche Nährwerte:

Kcal/Portion: 93,4

Fett: 5,8 g

Kohlenhydrate: 3,7 g

Protein-Nuss-Schnitten

Zutaten (10 Portionen):

- 50 g Eiweißpulver, z.B. Vanille
- 2 Ei(er)
- 100 ml Milch
- 80 g Erdnussbutter
- 30 g Nusskern-Mischung
- 50 g Mandelmehl, entölt
- Stevia oder Süßstoff nach belieben

Zubereitung:

1. Verrühre alle Zutaten zu einem homogenen Teig.
2. Verteile den Teig gleichmäßig auf einem Backblech mit Backpapier.
3. Dann ca. 10 Minuten im vorgeheizten Ofen bei 175°C backen.
4. Wenn der Fladen abgekühlt ist, kannst du diesen nach Bedarf zuschneiden.
5. Die Masse ergibt ca. 10 Schnitten à 45 g. Die Nährwerte beziehen sich auf 1 Schnitte.

Durchschnittliche Nährwerte:

Kcal/Portion: 127

Fett: 7,8 g

Kohlenhydrate: 1,9 g

Eiweiß: 11,4 g

Wackelpudding

Zutaten:

- ½ Tüte(n) Gelatine weiß gemahlen (Kaufland)
- 20 ml zuckerfreier Getränkesirup

Zubereitung:

1. Vermenge die Hälfte eines Tütchens Speisegelatine mit 3 Esslöffeln kaltem Wasser
2. Warte 10 Minuten und erhitze derweil eine beschichtete Pfanne auf niedriger Stufe
3. Bereite außerdem ein Glas mit 250 ml kaltem Wasser und 20 ml zuckerfreiem Getränkesirup vor
4. Gib die gequollene Gelatine in die warme Pfanne und rühre sie solange, bis sie vollständig aufgelöst ist. Ist dies der Fall, fülle die Gelatine ebenfalls in das vorbereitete Glas und verrühre alles zusammen gut.
5. Nach spätestens einer Nacht im Kühlschrank oder der Gefriertruhe ist die Low-Carb Götterspeise fest und verzehrbereit!

Durchschnittliche Nährwerte:

Kcal/Portion: 29,8

Fett: 0 g

Kohlenhydrate: 0,4 g

Eiweiß: 4,3 g

Bananen-Schoko-Pancakes

Zutaten (5 Portionen):

- 50g Instant Haferflocken
- 150 ml Mandelmilch
- 30g Whey Protein Schokolade
- 1 EL. Kakao, schwach entölt
- 1 TL. Weinstein Backpulver
- 1 Bio Ei
- 1 Banane
- 10 g Bio-Kokosöl

Zubereitung:

1. 1.Die Pfanne (18 cm) vorheizen.
2. 2.Alle Zutaten außer das Kokosöl und die Banane in einem Mixer gut durchrühren. Währenddessen die Banane schälen und in Scheiben schneiden.
3. 3.Bio-Kokosöl mit einen Silikonpinsel vor jedem Ausbacken auf die Pfanne pinseln.
4. 4.Den Teig portionsweise auf die Pfanne gießen und solange backen, bis leichte Bläschen auf der Oberfläche entstehen.
5. 5.Sofort drei Bananenscheiben auf die Pancakes legen, die Pancakes wenden und fertig backen.
6. 6.Wer mag, serviert die Pancakes mit Joghurt und weiteren Bananenscheiben

Durchschnittliche Nährwerte:

Kcal: 506

Fett: 39 g

Kohlenhydrate: 23 g

Eiweiß: 38 g

Kalter Käsekuchen mit Erdbeeren

Zutaten (5 Portionen):

- 1 kg Magerquark
- 100 ml Milch 1,5%
- 4 Beutel Gelatine Fix
- Flavour Drops Vanille oder Süßmittel nach Wahl
- 40 g Whey Protein Vanilla Ice Cream
- 2 verschiedene Packungen Götterspeise
- 800 ml heißes Wasser (nicht kochend)
- 200 g Erdbeeren

Zubereitung:

1. Früchte abbrausen, kleinschneiden und zur Seite stellen
2. Die Götterspeise in zwei Schüsseln in jeweils 400 ml heißes Wasser einrühren und in den Kühlschrank reinstellen (zwischendurch immer wieder danach schauen und langsam umrühren)
3. Nach ca. 1 ½- 2 Stunden beginnt die Götterspeise etwas anzudicken (je nach Hersteller ggf. länger) Das ist der Zeitpunkt die Quarkcreme vorzubereiten.
4. Magerquark, Milch und das Proteinpulver gut verrühren.
5. Mit Flavour Drops oder anderen Süßmittel abschmecken.
6. Für die erste Schicht zwei Beutel Gelatine Fix unter ständigem Mixen in 500g Crememasse einrühren.
7. Die Creme in einer runden Kuchenform glattstreichen und etwas im Kühlschrank stehen lassen, solange bis die Masse etwas aushärtet.
8. Die zweite Schicht Götterspeise auf der Kalten Creme verteilen, die Erdbeeren darauf verteilen - Götterspeise abkühlen lassen. Die Schicht muss nur so hart sein, dass sich die Creme nicht untermischt.
9. Die dritte Schicht wird wie die erste Schicht zubereitet und auf der Götterspeise verteilt. Wieder wird die Masse in den Kühlschrank gestellt.
10. Die vierte Schicht ist die letzte Götterspeise. Diese wird zum Schluss über den Kuchen verteilt.
11. Den Kuchen über Nacht in den Kühlschrank stellen.

Durchschnittliche Nährwerte:

Kcal/Stück: 141

Fett: 1 g

Kohlenhydrate: 8 g

Eiweiß: 24 g

Vanilla-Coconut Mugcake

Zutaten:

- 4 EL. Haferflocken, Blütenzart
- 1 Scoop - Vanilla Ice Cream Whey Protein
- 1 Banane, gematscht
- 1/2 TL. Weinstein Backpulver
- 1 Eiklar
- 1 EL. griechischer Joghurt
- 3 Tropfen- Got7 Flavour Drops Kokos

Zubereitung:

1. Die Banane mit dem Ei verquirlen.
2. Alle trockenen Zutaten in einer feuerfesten Schüssel vermischen und mit dem Bananen-Ei Mix verrühren.
3. Flavour Drops hinzufügen und gut umrühren (ACHTUNG sparsam dosieren !)
4. 3 Minuten in der Mikrowelle erhitzen, auf einen flachen Teller umdrehen und weitere 1 Minute erhitzen.
5. Backen im Ofen ist auch möglich, allerdings verlängert sich die Backzeit

Durchschnittliche Nährwerte:

Kcal/Stück: 390

Fett: 5 g

Kohlenhydrate: 51 g

Eiweiß: 32 g

SCHLUSS

Ich möchte mich nochmal bedanken bei Dir für den Kauf dieses Buches! Ich hoffe das Buch hilft Dir dabei mit der Low Carb Ernährung Deine Traumfigur zu erreichen. Die Low Carb Ernährungsweise bietet unglaubliche Möglichkeiten zur Gesundheitsoptimierung und zum Verbessern des Erscheinungsbildes. Ergebnisse sind bereits schon nach wenigen Tagen zu vermerken und Anwender berichten von schnellen und bemerkenswerten Resultaten. Es liegt also in Deiner Hand, die Möglichkeit dieser besonderen Ernährung für Dich zu nutzen!

Der nächste Schritt ist es nur noch die Rezepte aus diesem Buch erfolgreich anzuwenden, ungesunde Lebensmittel loszuwerden und Dich auf Deine Wunschfigur zu konzentrieren. Achte in Deinem nächsten Einkauf ganz bewusst auf Deine Käufe, nutze die Rezeptliste und komm somit ins Handeln. Du wirst Dir später sehr dankbar dafür sein!

Mehr Gesundheit, klareres Denken, ein schönerer und schlankerer Körper warten auf Dich, also wieso noch Warten?

Ich wünsche Dir viel Glück auf deinen Weg!

Am Schluss möchte Ich Dir nochmals danken für das Lesen dieser Rezeptsammlung. Wenn Dir das Buch gefallen hat und geholfen hat, dann wäre ich Dir sehr dankbar für eine Rezension auf Amazon. Ich würde es sehr schätzen, da somit meine Arbeit unterstützt wird und ich mehr Menschen erreichen kann, die ihre Figur optimieren wollen oder auf der Suche nach besserer Lebensqualität sind.

Ich danke Dir und wünsche Dir viel Glück!

Impressum

Der Autor wird vertreten durch:
John Harder
Kirchplatz 9
01623 Lommatzsch
johnhardy@gmx.net